BEI GRIN MACHT SICH IHR WISSEN BEZAHLT

AF167129

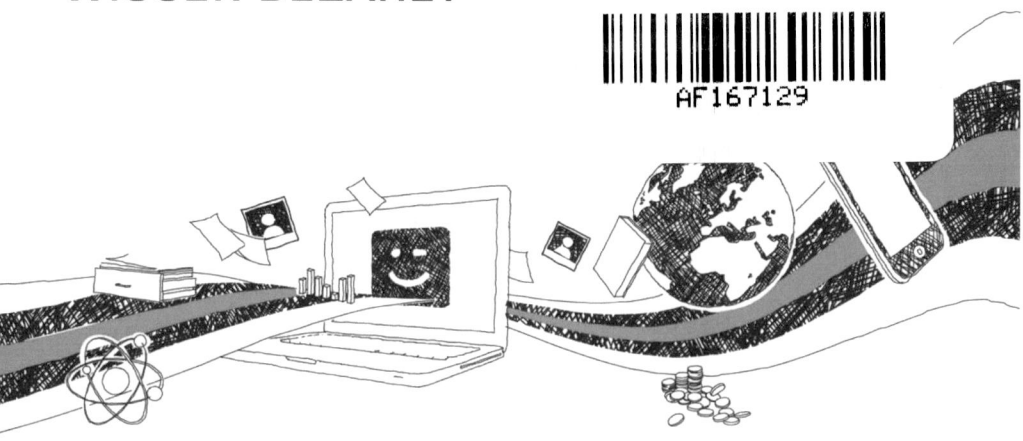

- Wir veröffentlichen Ihre Hausarbeit, Bachelor- und Masterarbeit

- Ihr eigenes eBook und Buch - weltweit in allen wichtigen Shops

- Verdienen Sie an jedem Verkauf

Jetzt bei www.GRIN.com hochladen und kostenlos publizieren

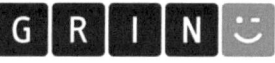

Clinical Reasoning als Argumentationsmöglichkeit für individuelle Krankheitsskripte

Das Fallbeispiel eines Patienten mit Dekubitus

Rüdiger Volz

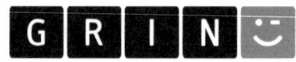

Bibliografische Information der Deutschen Nationalbibliothek:

Die Deutsche Nationalbibliothek verzeichnet diese Publikation in der Deutschen Nationalbibliografie; detaillierte bibliografische Daten sind im Internet über http://dnb.d-nb.de abrufbar.

ISBN: 9783346376862
Dieses Buch ist auch als E-Book erhältlich.

© GRIN Publishing GmbH
Nymphenburger Straße 86
80636 München

Alle Rechte vorbehalten

Druck und Bindung: Books on Demand GmbH, Norderstedt Germany
Gedruckt auf säurefreiem Papier aus verantwortungsvollen Quellen

Das vorliegende Werk wurde sorgfältig erarbeitet. Dennoch übernehmen Autoren und Verlag für die Richtigkeit von Angaben, Hinweisen, Links und Ratschlägen sowie eventuelle Druckfehler keine Haftung.

Das Buch bei GRIN: https://www.grin.com/document/996028

DIPLOMA HOCHSCHULE

Private Fachhochschule Nordhessen

Studiengang Medizinalfachberufe B.A.

Hausarbeit

Das individuelle Krankheitsskript am Beispiel eines Patienten mit Dekubitus argumentiert mit der Clinical Reasoning Form des Konditionalen Reasoning

Vorgelegt von: Rüdiger Volz

Inhaltsverzeichnis

1 Abkürzungsverzeichnis

ADL: Activities of Daily Living; Bewertung der Pflegebedürftigkeit; Barthel-Index

CR: Clinical Reasoning

EPUAP: European Pressure Ulcer Advisory;

ICD: International Classification of Diseases

ICF: International Classification of Functioning, Disability and Health (WHO)

NPUAP: National Pressure Ulcer Advisory Panel

PPPIA: Pan Pacific Pressure Injury Alliance

2 Abbildungsverzeichnis

3 Einleitung

3.1 Motivation und Problemstellung

„Es gibt keinen, von dem du nicht lernen kannst."

(Dag Hammarskjöld, schwedischer Diplomat und Friedensnobelpreisträger)

„Ein Herz hat nur, wer es für andere hat."

(Friedrich Hebbel, Lyriker im 19. Jahrhundert)

Clinical Reasoning (CR) als logische Denkprozess zur Diagnosefindung begegnete mir zum ersten Mal im Rahmen meines Studiums zur Medizinalfachkraft.

Schnell zog mich diese Art der klinischen Beweisführung in ihren Bann. War ich bisher bei der Problemerörterung lediglich auf die Instrumente des Pflegeprozesses angewiesen konnte ich nun in eine mir völlig neue Welt der validen evidenten reliablen Beweisführung bei meiner Störungssuche eintauchen. Thomas Koller drückt es treffend folgendermaßen aus: „Der klinische Denkprozess wird damit zur ‚Software' im Rahmen des klinischen Vorgehens"(Koller, 2017, S. 9).

Seit 2019 bin ich als Lehrer für Pflegeberufe an der Akademie des Universitätsklinikums Mannheim angestellt. Fasziniert von den Möglichkeiten der systematischen und plausiblen Beweisführung des CR bei der strukturierten Ursachenforschung habe ich den CR Prozess bereits einigen Auszubildenden in meinem Unterricht vorgestellt. Auch wenn Parallelen zum Pflegeprozess bestehen ist es doch ein für mich neuer und hoch effizienter Weg der Ursache Wirkung Erforschung. Im Zentrum all dieser unterschiedlichen Vorgehensweisen steht die Interaktion mit den Patienten und den Patientinnen[1], um diesen die bestmögliche Therapie anbieten zu können. Um diese Aufgabe zu lösen, benötigt es einen multigraden Weg, der sich in den unterschiedlichen Formen des CR verdeutlicht. Denn um den Patienten mit seinen Anliegen gerecht zu werden, benötigt es professionelles

---

[1] Aus Gründen der besseren Lesbarkeit wird im Folgenden auf die gleichzeitige Verwendung weiblicher und männlicher Sprachformen verzichtet und das generische Maskulinum verwendet. Sämtliche Personenbezeichnungen gelten gleichermaßen für beide Geschlechter.

Werkzeug, wie beispielsweise das Konditionale Reasoning, eine von sechs Formen des CR. Hinsichtlich des Krankheitserlebens ist das individuelle Krankheitsskript ein wichtiger Begriff, der die ganz persönliche Ausgestaltung des Erlebens einer Diagnose berücksichtigt.

Um dem Patienten eine nachvollziehbare Therapie bieten zu können, ist neben Wissen über biomedizinische Einflussfaktoren und Krankheitsbilder, Kognition und Metakognition vor allem auch Empathie und Selbstreflexion notwendig. Der Mensch ist Körper, aber auch Psyche, Geist und Seele - ein hochkomplexes Phänomen. Kein Patient gleicht dem anderen, und therapeutische Situationen sind niemals identisch. Ein Behandlungserfolg wird sich für den Kranken nicht oder nur kurzfristig einstellen, wenn diese ganzheitliche Sichtweise bei der Diagnosefindung zu wenig berücksichtig wird. Denn jeder Mensch erlebt eine Erkrankung im Kontext seiner Lebensumstände sehr individuell. Daher ist die Basis einer patientenorientierten Behandlung, einerseits Einfühlungsvermögen mit einem Herz für andere, andererseits die Bereitschaft Lernender zu bleiben, wie es eingangs in den Zitaten von Hebbel und Hammarskjöld so treffend formuliert wurde.

3.2   Zielformulierung und Methoden

Diese Ausführungen soll die Frage klären: Kann das individuelle Krankheitsskript mit der Strategie des CR in Form des Konditionalen Reasoning das Leiden eines Patienten lindern oder beheben und die Lebensqualität des Patienten steigern?

Um diese Fragestellung zu bearbeiten und das Thema näher und aktuell zu beleuchten, wird die Literaturrecherche als Hauptinstrument eingesetzt. In der vorliegenden Arbeit wird zunächst das Thema dargestellt und wichtige Begriffe erläutert sowie der aktuelle wissenschaftliche Stand aufgezeigt. Anhand eines Fallbeispiels wird deutlich gemacht, wie wichtig die Anwendung der vorgestellten Hypothese als vermutete Problemlösung ist. Zur Veranschaulichung dient ein Patient mit einem Dekubitus. Im Anschluss daran erfolgt im Fazit eine Zusammenfassung der Thematik sowie ein Ausblick auf weitere Forschungsmöglichkeiten zu diesem Thema.

Ziel dieser Arbeit soll es sein, herauszustellen, welchen hohen Stellenwert das individuelle Krankheitsskript mit dem Vorgehen des Konditionalen Reasoning für den Heilungs-

bzw. Linderungsprozess eines Patienten mit Dekubitus hat. Der Nutzen dieser Arbeit kann eine Verbesserung in der Patientenversorgung erwirken und richtet sich an Medizinalfachkräfte, die mit der Versorgung dieses Patientenklientels beauftragt werden.

4 Grundlagenteil

Dieses Kapitel beinhaltet die Definitionen der zentralen Begriffe dieser Ausarbeitung, insbesondere das individuelle Krankheitsskript sowie das Konditionale Reasoning. Besonders die ganzheitliche Sichtweise auf einen Patienten sowie die Beziehung zwischen Fachkraft und Klient wird hier hervorgehoben und darauf eingegangen, welche Bedeutung diese für die Therapie hat.

4.1 Clinical Reasoning

Der aus dem englischen stammende Ausdruck Clinical Reasoning wird in der deutschsprachigen Literatur weitgehendst wörterbuchgetreu mit klinischer Beweisführung oder Argumentation übersetzt und vielfach als Anglizismus verwendet. Jones (Jones, 1997) definiert das CR wie folgt: „Unter Clinical Reasoning sind die Denkvorgänge und die Entscheidungsfindungen des Therapeuten während der Untersuchung und Behandlung eines Patienten zu verstehen" (zitiert nach Klemme & Siegmann, 2015, S. 21). Der Weg von Diagnose, Wissen, Erfahrung und Hypothese ist bestimmt durch die gemeinsame Interaktion mit dem Patienten. Als Grundelemente des CR-Prozesses benennen Higgs u. Jones (2000a) in ihrem patientenzentrierten Modell die Kognition, das Fachwissen und die Metakognition als die drei „Herzelemente" (zitiert nach Klemme & Siegmann, 2015, S. 26).

Der CR-Prozess durchläuft sechs Schritte, bei dem die Informationssammlung zur Hypothesenbildung führt, die danach getestet und evaluiert wird, bevor eine endgültige Hypothese bestätigt bzw. eine Diagnose festgelegt werden kann. Nach Walkenhorst bedarf jede „individuelle therapeutische Situation [...] einer spezifischen Deutung durch den behandelnden Therapeuten (Walkenhorst & Klemme, 2008, S. 159). Damit der Behandelnde den zu Behandelnden in seiner Einzigartigkeit und spezifischen Lebenssituation wahrnehmen kann, benötigt dieser viel Erfahrung mit den CR Fähigkeiten (Kompetenzen) und -Fertigkeiten (Techniken), um ihn bestmöglich theapieren zu können. Somit ist das CR ein Instrument für die Medizinalfachkraft, um die optimale Maßnahme für den Betroffenen zu entwickeln. Da nicht nur jeder Patient ein Individuum ist, sondern auch der

Behandelnde, ergeben sich unterschiedliche Anliegen auf beiden Seiten der empathischen Patienten-Therapeuten-Beziehung. „Edwards et al.(2004) konnten eine Fülle von verschiedenen Vorgehensweisen im CR bei den einzelnen Therapeuten nachweisen" (Klemme & Siegmann, 2015, S. 49). Die in der Literatur vorrangig beschriebenen CR-Formen sind (Klemme & Siegmann, 2015, S. 49):

- Scientific Reasoning
- Konditionales Reasoning
- Ethisches Reasoning

- Pragmatisches Reasoning
- Interaktives Reasoning
- Narratives Reasoning

Die aufgeführten Reasoning-Formen werden in der täglichen Praxis keineswegs isoliert voneinander von der Fachkraft vollzogen, sondern sind stets kombinierte Beweisführungsprozesse aus den einzelnen Reasoning Formen.

4.2 Individuelles Krankheitsskript

Das individuelle Krankheitsskript beschreibt die Entstehungsbedingungen behandlungsbedürftiger Störungen, das persönliche Krankheitserleben und die Auswirkungen von Symptomen sowie die Bedeutung des Interaktionsprozesses zwischen Behandelndem und Patient. Das individuelle Krankheitsskript ordnet die von der Fachkraft gesammelten Informationen aus Anamnese, Patientenakte und interprofessionellen Teambesprechungen, aus denen sich erste Schritte zur Behandlungsplanung ableiten lassen.

Klemme konstatiert, dass die „Krankheitsskripte […] das Kennzeichen von Expertenwissen [sind] und bestehen aus umfassenden und ganzheitlichen Bildern einer Krankheit, die […] ein direktes Erkennen der komplexen Zusammenhänge erlauben (Klemme & Siegmann, 2015, S. 35).

Jeder Patient erlebt seine jeweilige Diagnosesituation individuell. Die Ausgestaltung dieses Erlebens bei vergleichbaren Krankheitsbildern ist erfahrungsgemäß von Patient zu Patient überaus unterschiedlich, da jeder Mensch gewisse Faktoren differenziert gewichtet. Genau dieser vielfältige Umgang mit Menschen mit einer vergleichbaren Diagnose, ermittelt das individuelle Krankheitsskript. Jeder Mensch hat demnach einen eigenen Umgang mit dem Thema Leiden. Dies wird auch als Resilienz bezeichnet. So kommt der Resilienz im Kontext der Salutogenese von Aaron Antonovsky eine nachhaltige

Bedeutung zu. Etwa in der pädagogischen Aufgabe, Ressourcen zu fördern und nicht vorrangig Defizite zu identifizieren und daher die Krise als Chance zur aktiven Lebensveränderung zu nutzen (Theis-Scholz, 2007, S. 267). Zudem kann das individuelle Krankheitsskript bei der Entwicklung vom unerfahrenen Novizen zum erfahrenen Experten (Benner, 2012) unterstützen, indem es dem Behandler dazu verhilft, gewisse Muster beim Patienten durch Lernen zu erkennen und diese sukzessive mit zunehmender Berufserfahrung dann auch zu deuten. Dadurch kann sich deklaratives Wissen zu prozeduralem Wissen beim angehenden Experten entwickeln und Fähigkeiten und Fertigkeiten im CR Prozess erworben werden. Je schneller aus der Beobachtung von vorher gespeicherten Erfahrungen einer Fallsituation beim Therapeuten eine Wiedererkennung von Mustern stattfindet, desto zügiger können notwendige empirische Behandlungsschritte eingeleitet werden. Drei Komponenten werden vom individuellen Krankheitsskript berücksichtigt (Handgraf, Klemme & Nauerth, 2004):

I.   Bedingungen, unter denen sich die Krankheit entwickelt. Dies sind persönliche, soziale, medizinische, genetische und umweltbedingte Faktoren, die sowohl negativ als auch positiv auf die Krankheitsentwicklung einwirken können.

II. ablaufende pathophysiologische Prozesse

III. Auswirkungen von Zeichen und Symptomen einer Krankheit.

4.3 Konditionales Reasoning

Diese Form kann als eine Verknüpfung des Scientific und des Interaktiven Reasoning beschrieben werden. Somit ist sie eine Kombination aus wissenschaftlicher und kreativer Erfassung von Problemfeldern und deren Begründung sowie der Aufbau eines stabilen Bündnisses zwischen Behandlern und zu Behandelnden mit der Wahrnehmung von Gefühlen. Damit kommt sie dem anzustrebenden ganzheitlichen, individuellen Entscheidungsfindungsprozess des CR Prozesses sehr nahe. Ziel des Konditionalen Reasoning ist der ganzheitliche Ansatz, der den Menschen in seiner momentanen Lebenssituation detailliert darzustellen versucht und diesen kontinuierlich kritisch reflektiert. Laut Edwards bezieht sich der Denkprozess des CR auf sämtliche Aspekte einer klinischen Situation und ist damit ein sehr komplexer Prozess, bei dem nicht nur das Krankheitsbild, sondern der gesamte Mensch im Fokus steht (Edwards, Jones, Carr, Braunack-Mayer & Jensen, 2004, S.312-330). Dies gelingt in einer gleichberechtigten respektvollen

Kommunikation. Die Fachkraft soll also die Fähigkeit besitzen, empathisch die komplexen Lebensverhältnisse zu verstehen, welche aus der betroffenen Person, der Krankheit, der Bedeutung der Krankheit für die Person und die Angehörigen sowie der sozialen und physischen Lebensbedingungen bestehen. Vertrauen entwickelt sich durch Empathie und entscheidet über den weiteren Erfolg der Behandlung. Eine Kernkompetenz einer Medizinalfachkraft sollte somit idealerweise das Einfühlungsvermögen sein. In Abbildung 1 werden die zahlreichen Umfeldfaktoren und die zeitlichen Stufen des Konditionalen Reasoning dargestellt.

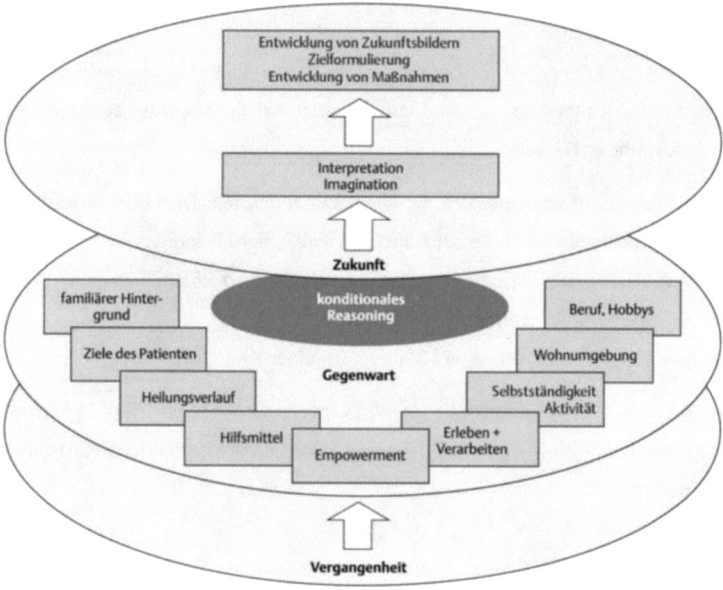

Abb. 1 Aspekte und Perspektiven des Konditionalen Reasoning (Klemme & Siegmann, 2015, S.53)

Das Konditionale Reasoning verharrt aber nicht nur in der Darstellung des momentanen Zustandes, sondern möchte Aspekte erfassen, aus denen Schlüsse für die Zukunft gezogen werden können, nämlich Aspekte aus Vergangenheit und Gegenwart des Patienten. Charakteristisch für das Konditionale Reasoning ist folglich seine zukunftsgerichtete Perspektive, die sich im Forward Reasoning der Experten konkretisiert. Alte Lebensentwürfe müssen gegebenenfalls verworfen werden, um neue entwickeln zu können. Der Therapeut versucht, sich ein Bild des Klienten zu machen, das für dessen Zukunft realistisch sein könnte, um zielgerichtet Aktivitäten für die Therapie auszuwählen (Feiler 2003 aus Klemme & Siegmann, 2015, S. 52). Beabsichtigt wird, dass der Patient sich eine erstrebenswerte Zukunft ausmalen kann, um motiviert am Behandlungsprozess mitzuwirken.

4.4 Dekubitus

Gemäß der internationalen Definition der NPUAP/EPUAP/PPPIA (2014) wird ein Dekubitus wie folgt definiert: „Ein Dekubitus ist eine lokal begrenzte Schädigung der Haut und/oder des darunter liegenden Gewebes, typischerweise über knöchernen Vorsprüngen, infolge von Druck oder Druck in Verbindung mit Scherkräften [...]"(DNQP, 2017, S. 16). Im Gesundheitsbericht des Bundes wird festgestellt, dass in der Bundesrepublik Deutschland nach Schätzungen jährlich mehr als 400.000 Personen ein behandlungsbedürftiges Druckgeschwür entwickeln (RKI, 2005, S. 7). „Vor allem immobile, kranke sowie oft ältere Menschen und damit Bewohner und Patienten in allen Einrichtungen unseres Gesundheitswesens, aber auch Pflegebedürftige in der häuslichen Umgebung erkranken daran"(RKI, 2005, S. 1). Demnach sind pflegebedürftige Menschen besonders dekubitusgefährdet. Das Statistische Bundesamt verzeichnet für Deutschland 3,41 Millionen pflegebedürftige Menschen im Sinne des Pflegeversicherungsgesetzes (SGB XI) zum Jahresende 2017 (DESTATIS, 2021). Genau diese Menschen sind das Hochrisikoklientel für einen Dekubitus. Ein Dekubitus stellt eine erhebliche Einschränkung der Lebensqualität eines Menschen dar und muss unter allen Umständen vermieden werden, um das Wohl des Patienten nicht zu gefährden.

5 Anwendung des individuellen Krankheitsskriptes

Das folgende Kapitel bildet den Hauptteil dieser Arbeit. Es beschäftigt sich mit der Anwendung des individuellen Krankheitsskriptes sowie dem Vorgehen des Konditionalen Reasoning an einem Fallbeispiel. Der dargestellte Fall dient hierbei als Veranschaulichung und die aus den Grundlagen vorgestellten Elemente der individuellen ganzheitlichen Behandlung können daran verdeutlicht werden.

5.1 Fallschilderung mit dem Clinical Reasoning Prozess

Bei dieser Fallschilderung handelt es sich um die medizinische Diagnose Dekubitus Kategorie vier, lokalisiert am Kreuzbein, L89.34 nach der ICD-10 Klassifikation. Ein dreiundsechzig Jahre alter, adipöser Mann, der sich seit fünf Monaten in stationärer

Behandlung befindet. Initial wurde der Patient wegen eines Apoplex (ICD-10: I69.3) notfallmäßig eingeliefert. Daraus folgte eine Hemiparese linksseitig mit einer signifikante Lokomotionsbeeinträchtigung und einer annähernd vollständigen pflegerischen Abhängigkeit. Der Patient wies nach fünf monatiger Behandlung einen floriden Dekubitus von 25 cm Länge, 20 cm Breite und 15 cm Tiefe am Kreuzbein auf. Anhand dieses Falles wird deutlich, dass komplexe Krankheiten kein monokausales Geschehen sind, auch wenn die Ursache organisch beschreibbar ist. In den meisten Situationen, in welchen Menschen körperlich beeinträchtigt sind, ist die gesamte Seinsdimension betroffen. Anhand des CR Prozesses wird der Fall nun analysiert und die einzelnen Schritte verdeutlicht.

Mit diesem beschriebenen Befund wurde der Patient in ein anderes Krankenhaus verlegt. Bei Aufnahme des Patienten und der Bildung des *pre assessment image* mit Blick auf das Konditionale Reasoning war der erste Eindruck des Gesamtzustandes des Klienten folgender: Ein 63-jährigen Mann mit den Diagnosen Hemiparese links, Adipositas sowie des Dekubitus vierter Stufe. Die ersten Arbeitshypothesen lauteten: Patient durch langen Krankenhausaufenthalt hospitalisiert sowie in allen ADL's eingeschränkt.

Beim *cue acquisition* im Rahmen der Erstanamnese wurden weitere Einzelheiten vom Patienten berichtet. Diese Schlüsselinformationen, die seine Vergangenheit, Gegenwart und Zukunft betreffen, wurden erfasst, auch mit allen Aspekten der ICF. In der Interaktion mit dem Patienten wurde mit dem ersten Aufbau einer empathischen Therapeut-Patienten-Beziehung begonnen, welche einerseits bestrebt ist, innig zu sein, andererseits eine gewisse Distanz fordert, damit ein klares Rollenverhältnis vorhanden ist. Der Gesamtzustand des Patienten wurde erfasst, einschließlich der Krankheit und Behinderung, der gesamten Lebenswelt des Klienten sowie seines physikalischen und sozialen Kontextes. Die zu behandelnde Person hat eine Lebenspartnerin, ist kinderlos und arbeitet seit vielen Jahren bei einem renommierten Unternehmen als Programmierer. Er berichtete von einem massiven Erfolgsdruck in der Firma und erheblicher Konkurrenz, besonders durch jüngere Kollegen. Der unangenehme Wundgeruch sowie die häufigen Verbandswechsel durch die vehement sezernierende Wunde stellten das Hauptproblem dar. Hierdurch hatte er seine Eigenständigkeit verloren, worunter seine Sozialkontakte und die Partnerschaft merklich litten und somit auch seine Lebensqualität. Er machte sich Gedanken, wie er diese große Wunde, die so viel Exsudat förderte und mehrmals täglich verbunden werden musste, zu Hause adäquat behandeln sollte. Auch seine berufstätige Partnerin litt unter der angespannten Situation. Sie war überwiegend an seiner Seite und kümmert sich hingebungsvoll um ihren Lebensgefährten. Sie durfte in aller Zuwendung und Fokussierung auf den Patienten von der Fachkraft nicht außer Acht gelassen werden. Denn nur wenn sie gesund blieb, konnte sie den langen Therapieweg begleiten und unterstützen. Die anfangs aufgestellten Hypothesen wurden durch die nun gesammelten Cues unterstützt, wobei die außergewöhnliche Belastung der einzelnen Partner, die Partnerschaft sowie der Autonomieverlust am stärksten von Seiten des Patienten gewichtet wurden.

Bei der *Hypothesenproduktion* wurden verschiedene Vermutungen hinsichtlich seiner Zukunftsgestaltung generiert. Nach der Datenorganisation standen diese wahrscheinlichen Hypothesen nebeneinander:

1. Patient durch langen Krankenhausaufenthalt beträchtlich hospitalisiert, psychisch und seelisch belastet durch Verlust des Auslebens seiner Partnerschaft und generell eingeschränkte Sozialkontakte. Der große Dekubitus ist maßgeblich verantwortlich für den Verlust seiner Unabhängigkeit.

2. Patient ist durch Halbseitenschwäche der linken Körperhälfte und Adipositas erheblich in seiner Aktivität und damit in seiner Autonomie eingeschränkt.

Während der *cue interpretation* wurden die einzelnen Einschränkungen unter der Beteiligung des interprofessionellen Teams berücksichtigt. Gezielt wurden Schlüsselinformationen gesammelt und interpretiert, bezogen auf die gebildeten Hypothesen. Da der Autonomieverlust und die soziale Vereinsamung, ausgelöst durch die Wundsituation und die Aktivitätseinschränkung, sich als ein Hauptproblem darstellten, wurde die Fachexpertise von Wundexperten, Physiotherapeuten und Psychologen in die Behandlung involviert.

Schließlich wurden alle konkurrierenden Hypothesen evaluiert (*Hypothesenevaluation*), in dem die Medizinalfachkraft im interaktiven Dialog verschiedene Zukunftsvisionen abwägte, um die für den Patienten bestmögliche Therapie zu erstellen. Damit wurde das Entlassmanagement in Hinsicht auf die Zukunftsperspektive vorbereitet. Die am besten datengestützte Annahme war der Autonomieverlust, verbunden mit dem Mangel seiner Sozialkontakte durch den schwerwiegenden Verlauf der Wundsituation. Diese Diagnose als Hauptproblem beinhaltete sowohl die somatischen, als auch die psychologischen und sozialen Aspekte der Entstehung des Problems. Die Interaktion zwischen Behandelnden, Patient und den verschiedenen professionellen Interaktionspartnern, charakterisierte die zukunftsgerichtete Perspektive des Konditionalen Reasoning im individuellen Krankheitsskript. Nach dieser partnerschaftlichen Situationsanalyse des Therapeuten mit dem Patienten mit Blick auf mögliche Zukunftsentwürfe, galt es eine bildhafte Darstellung für ein attraktives Ziel zu entwerfen. Hierbei war es wichtig, die Sicht des Erkrankten weg von seinen Defiziten, hin zu seinen Ressourcen zu lenken. Um die Lebensqualität des Patienten zu fördern, war der Weg des Konditionalen Reasoning und die Förderung der Resilienz des Patienten geboten.

5.2 Entstehungsbedingungen der Krankheit

In den folgenden Kapiteln werden nun die drei Komponenten des Krankheitsskriptes auf den Fall angewendet. Die grundlegenden Entstehungsbedingungen behandlungsbedürftiger Störungen sind bei dem Patienten einerseits auf die nicht ausgewogene work life balance zurückzuführen, andererseits auf seinen ungesunden Lebensstil. Der Patient investiert sehr viel Zeit in seinen Beruf und hat daher wenig Freizeit. In seiner Tätigkeit als IT-Spezialist erfährt er Anerkennung. Die erfahrene Medizinalfachkraft erkennt bekannte Muster bei dem Patienten, die als Stressoren fungieren und ein pathologisches Ungleichverhältnis zwischen Anspannung und Entspannung aufweisen. Dies muss dem Patienten in einem einfühlsamen Beratungsgespräch nahegebracht werden, um Adhärenz beim Betroffenen zu erreichen. Dies kann zu einer anhaltenden Lebensänderung führen.

5.3 Ablaufender pathophysiologischer Prozess

Der Patient erlebt das eingetretene Krankheitsgeschehen als körperlich, aber vor allem als seelisch und psychisch belastend. Die Folgen seiner durch den Apoplex bedingten Immobilität und der sich progredient vergrößernde Dekubitus am Kreuzbein, beeinflusst seine Eigenständigkeit enorm. Laut dem Expertenstandard Pflege von Menschen mit chronischen Wunden von 2015, leiden die Patienten mit einem Dekubitus an der Abhängigkeit von Verbandswechselintervallen, dem Wundexsudat und -geruch und dass sie nur noch als Wunde gesehen werden (DNQP, 2015, S. 20). Im Expertenstandard Dekubitusprophylaxe wird pathophysiologisch die initiale Schädigung des tieferliegenden Muskelgewebes durch Druck und Scherkräfte sowie entzündliche Prozesse beschrieben, wobei die oberen Hautschichten (vorwiegend Epidermis) dabei zunächst intakt sein können. Der Gewebedefekt ist zunächst von außen nicht sichtbar (DNQP, 2017). So verhielt es sich auch bei dem hier beschriebenen Fall.

5.4 Auswirkung von Zeichen und Symptomen

Der Interaktion zwischen dem Behandelnden und dem Patienten kommt bereits beim Erstkontakt eine besondere Bedeutung zu. Entscheidend für den weiteren Behandlungsverlauf ist ein Vertrauensverhältnis zwischen den Akteuren und die fachgerechte Therapie. Je genauer das individuelle Krankheitsskript erfasst wird, desto spezifischer kann die gemeinsame Zielsetzung für den Behandlungsprozess festgelegt werden. Die geschilderten Belastungsfaktoren haben den Klienten und seine Partnerin in den jetzigen Zustand geführt. Diese Lebenskonzeption muss der Therapeut analysieren und in einer ebenbürtigen Therapeuten-Patienten-Beziehung aufarbeiten. Der Reasoning-Prozess verdeutlicht die unterschiedlichen Sichtweisen. Klemme und Siegmann (2015, S.52) formulieren es so: „Auf der Basis einer Analyse sämtlicher Konditionen der Vergangenheit, der Gegenwart und der Zukunft entwickeln Patient/Klient und Therapeut gemeinsam eine Zukunftsperspektive und können realistische Ziele für die Therapie entwickeln". Nach mehreren ausführlichen Beratungsgesprächen und fachlicher Behandlung konnte der Patient mit eine vielversprechende Zukunftsaussicht nach Hause entlassen werden.

5.5 Konditionales Reasoning am Fallbeispiel

Zu einer gelingenden Therapie gehört als grundlegende Voraussetzung die schon erwähnte vertrauensvolle Patienten-Therapeuten-Beziehung, die das Konditionale Reasoning anstrebt. Aus dieser Beziehung kann ein Lernprozess im Sinne des lebenslangen Lernens entstehen und auf beiden Seiten neue Kompetenzen gewonnen werden. Die individuellen Fähigkeiten und Fertigkeiten können als Anlass für die eigene Entwicklung genutzt werden, Krisen zukünftig besser zu meistern. Ziel muss es sein, von der Resilienz zur Salutogenese zu gelangen und Pathogenese nicht als absolute letzte Instanz zu sehen. Die individuellen mächtigen Widerstandskräfte des einzelnen aus Vergangenheit und Gegenwart müssen genutzt werden, um eine erstrebenswerte Zukunft zu planen. Nachdem der Patient in dem Fallbeispiel eine professionelle und phasengerechte Wundversorgung mit einer ausführlichen zukunftsorientierten Beratung erhalten hatte, ging es ihm bald besser. Schnell entwickelte sich ein zielführendes Behandlungskonzept, das die

Wundproblematik fast vollständig löste und damit auch alle anderen wundbedingten Einschränkungen auflöste.

6 Fazit

Am Ende dieser vorliegenden Arbeit und der durchgeführten Recherchen, ist die Eingangs gestellte Frage: Kann das individuelle Krankheitsskript mit der Strategie des CR in Form des Konditionalen Reasoning das Leiden eines Patienten lindern oder beheben und seine Lebensqualität und damit das Wohl des Patienten steigern?, bejahend zu beantworten. Die Ausarbeitungen haben gezeigt, dass für viele Autoren eine Steigerung der Lebensqualität und Linderung eines Leidens festzustellen ist, wenn ein individueller, ganzheitlicher Therapieansatz sowie eine vertrauensvolle, empathische Fachkraft-Patienten-Beziehung vorhanden sind. Bei allem Aktionismus seitens des Behandlers bleibt der Patient, dessen Wohlbefinden und seine individuellen Bedürfnisse im Zentrum des Handelns. Hierdurch kann das Ziel einer Steigerung der Lebensqualität des Betroffenen erreicht werden. Der Autor kommt zum Schluss, dass die Kombination aus Nächstenliebe und Wissen, wie sie im Konditionalen Reasoning und individuellen Krankheitsskript zusammengefasst wird, ein zielführender Weg für die Verbesserung der Lebenssituation eines Patienten ist. Der empathische und respektvolle Umgang in der Behandler-Patienten-Beziehung hat in dem Fallbeispiel eindeutig zu dem gewünschten Ziel geführt, dass der Patient eine deutliche Verbesserung seines Krankheitszustandes erfahren hat. Dies zeigte sich unter anderem auch in einem Brief, der von der Lebenspartnerin an das Behandlungsteam adressiert war. In diesem formulierte sie ihre Dankbarkeit über die deutliche Allgemeinzustandsverbesserung ihres Partners. Ein beigelegtes Foto zeigte einen zufriedenen Patienten, der wieder auf seinem Balkon sitzen konnte.

Was in dieser Ausarbeitung offengeblieben ist und weiterer Forschung bedarf, ist, in wie weit es tatsächlich zu einer vollständigen Heilung kommen kann und ob nicht auch andere CR Formen zu vergleichbaren Ergebnissen kommen könnten. Das komplexe Thema der empathischen Therapeut- Patienten- Beziehung und welchen Nutzen diese für die Optimierung von Diagnosefindung, Behandlung und Therapie von Patienten haben kann, sollte in weiterer wissenschaftlicher Forschung angestrebt werden.

7 Literaturverzeichnis

Benner, P. (2012). *Stufen zur Pflegekompetenz.* Bern: Hans Huber.

DESTATIS,. (1. 1 2021). *www.destatis.de Statistisches Bundesamt.* Von www.destatis.de: https://www.destatis.de/DE/Presse/Pressemitteilungen/Zahl-der-Woche/2019/PD19_36_p002.html abgerufen

DNQP. (2015). *Expertenstandard Pflege von Menschen mit chronischen Wunden 1.Aktualisierung 2015.* Osnabrück: Deutsches Netzwerk für Qualitätsentwicklung in der Pflege.

DNQP. (2017). *Expertenstandard "Dekubitusprophylaxe in der Pflege - 2.Aktualisierung 2017".* (D. N. Pflege, Hrsg.) Osnabrück: DNQP Deutsches Netzwerk für Qualitätsentwicklung in der Pflege.

Edwards, I., Joes. M.;Carr J, Braunack-Meyer A,Jensen GM,. (2004). *Clinical reasoning in physical therapy.* Oxford: Butterworth Heinemann.

Handgraf, M, Klemme B, Naureth A.(2004). *Entwicklung eines Schulungskonzeptes zum "Clinical Reasoning" in den therapeutischen Berufen.* Bielefeld: Fachhochschule Bielefeld.

Jones, J. M. (1997). *Clinical Reasoning: Fundament der klinischen Praxis und Brücken zwischen den Ansätzen der Manuellen Therapie.* New Jersey: John Wiley&Sons Inc.

Klemme, B., & Siegmann, G. (2015). *Clinical Reasoning Therapeutische Denkprozesse lernen.* Stuttgart: Goerg Thieme Verlag KG.

Koller, T. K. (2017). *Physiotherapeutische Diagnostik: Hypothesengeleitet und klinisch relevant entscheiden.* Stuttgart: Georg Thieme Verlag.

RKI. (2005). *Gesundheitsberichterstattung des Bundes Heft 12 Dekubitus.* Berlin: Robert Koch-Institut in Zusammenarbeit mit dem Statistisches Bundesamt.

Theis-Scholz, T.-S. M. (Ausgabe 7 2007). Das Konzept der Resilienz und der Salutogenese und seine Implikationen für den Unterricht. *Zeitschrift für Heilpädagogik*, S. 265-273.

Walkenhorst & Klemme, Walkenhorst U, Klemme B. (2008). *Kompetenzentwicklung und Qualifizierung in der Ergo- und Physiotherapie In: Matzik S.* Weinheim: Juventa.

Welter-Enderlin, W.-E. R., & Hildenbrand, B. (. (2006). *Resilienz – Gedeihen trotz widriger Umstände.* Heidelberg: Carl-Auer Verlag GmbH.

BEI GRIN MACHT SICH IHR
WISSEN BEZAHLT

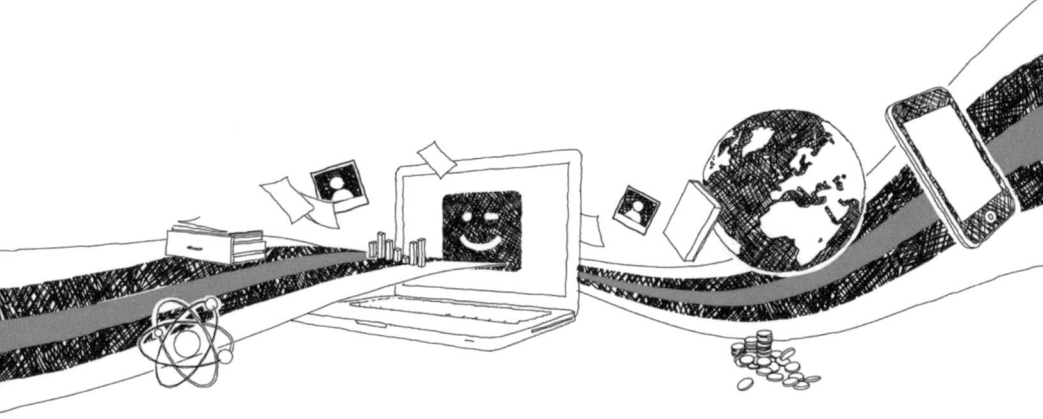

- Wir veröffentlichen Ihre Hausarbeit,
  Bachelor- und Masterarbeit

- Ihr eigenes eBook und Buch -
  weltweit in allen wichtigen Shops

- Verdienen Sie an jedem Verkauf

Jetzt bei www.GRIN.com hochladen
und kostenlos publizieren

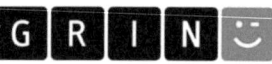